I0000174

DÉPÔT LÉGAL

n° 2. Lot

1853

RÉPONSE

A LA RÉPONSE.

M. LE DOCTEUR DEMEAUX,

A M. LE DOCTEUR BRIANÇON.

Concernant l'affaire Guingal et Cantagrel.

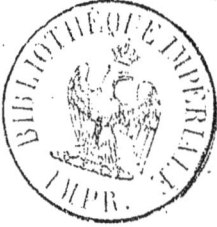

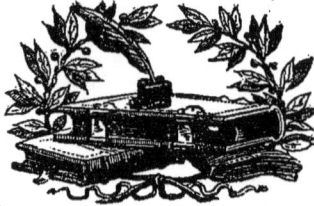

Cahors, imprimerie typographique et lithographique de J.-A. BRASSAC.
Rue de la Mairie, maison Graniou.

1853.

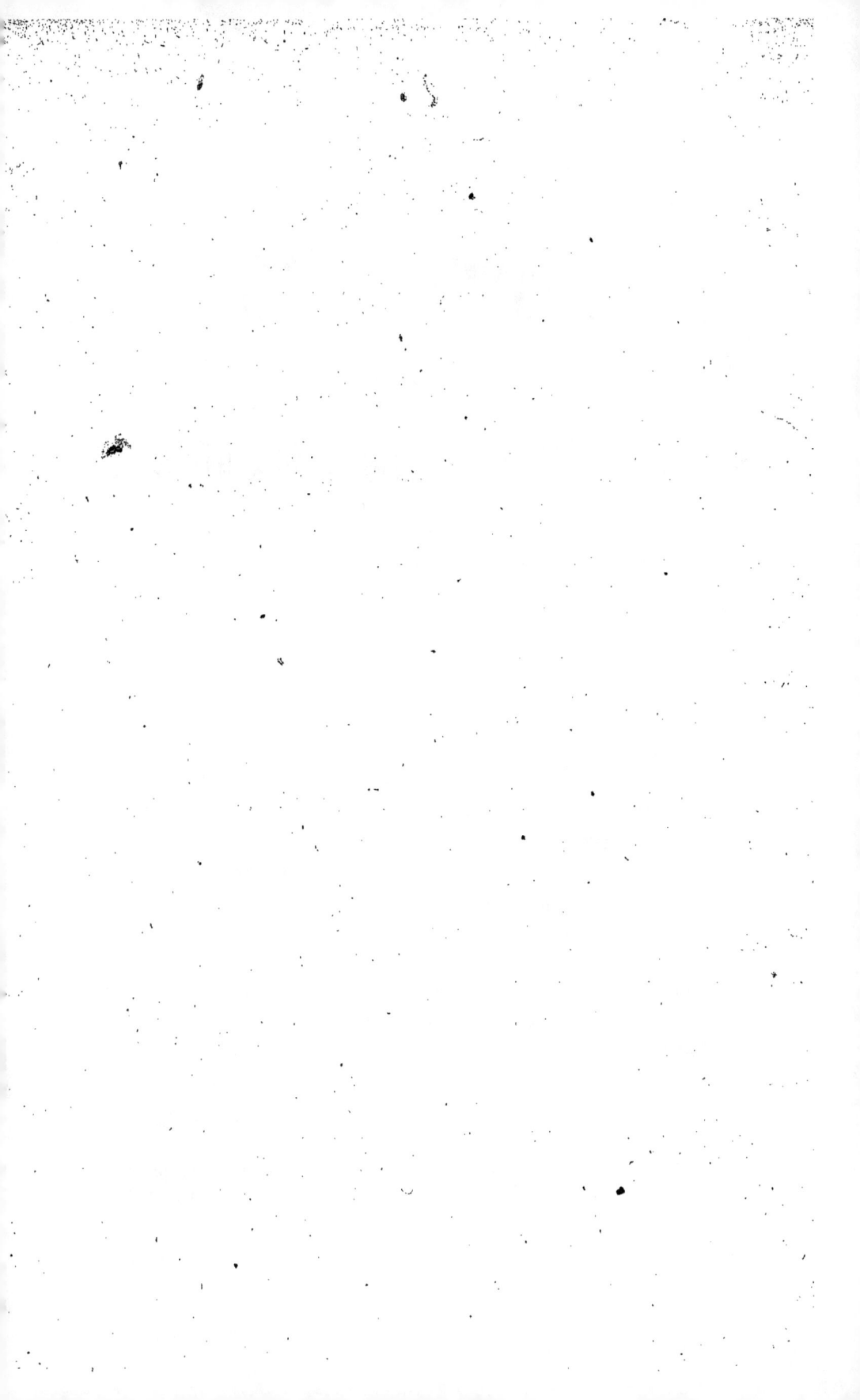

RÉFLEXIONS

SUR LES CONFLITS

ENTRE MÉDECINS,

DANS LES QUESTIONS MÉDICO-LÉGALES.

D'une manière générale, les conflits entre médecins, dans les questions médico-légales, ne sont fâcheux que pour ceux qui sont en cause. Si le conflit a quelqu'importance, et s'il a lieu entre des hommes de quelque valeur, la science médico-légale en retire toujours quelque profit ; car, du choc d'opinions contraires, jaillit toujours quelque vérité.

A l'occasion de la fameuse affaire Lafarge, le conflit élevé entre M. Orfila et M. Raspail a produit comme conséquence de la part du professeur de Paris, ces belles expériences, ces beaux travaux, qui ont complété, pour ainsi dire, la question de l'empoisonnement par l'arsenic, au point de vue médico-légal.

Pour mon compte, je prends dès aujourd'hui l'engagement de coordonner les documents que j'ai recueillis, les recherches que j'ai pu faire, les réflexions qui m'ont été suscitées dans le cours de cette affaire, et j'espère que ce travail, malgré la médiocrité et l'insuffisance de son auteur, ne sera pas entièrement dépourvu d'intérêt et d'utilité ; car on ne peut pas se dissimuler que si la fracture de l'épine de l'omoplate est un fait chirurgical insignifiant, elle n'ait fourni l'occasion de soulever incidemment des questions d'une haute importance au point de vue de la médecine légale et de la dignité de notre profession.

Mais avant tout, vidons ce débat.

RÉPONSE

A LA RÉPONSE.

M. LE DOCTEUR DEMEAUX,

A Monsieur le docteur Briançou,

Concernant l'affaire Guingal et Cantagrel.

CHAPITRE Ier.

A M. Briançon.

MONSIEUR ET HONORÉ CONFRÈRE,

Votre réponse m'était annoncée depuis plusieurs jours ; je l'attendais, par conséquent, et j'ai été surpris de ne pas en recevoir un exemplaire ; j'ai supposé que celui que vous me destiniez, avait été égaré à la poste ; néanmoins je dois à l'obligeance d'un voisin d'avoir pu en prendre connaissance, et je m'empresse de vous répondre à mon tour.

Votre travail, Monsieur, n'a pas répondu à mon attente ; je comptais sur une dissertation chirurgicale, et c'est un plaidoyer que vous avez fait. Je n'avais traité que les questions scientifiques, dans ma réfutation ; vous n'avez traité que les questions de procédure dans votre réponse. J'opposais à vos assertions M. Velpeau et la Société de chirurgie ; vous opposez à mes assertions Catherine Bouysset ; vous avez abandonné le terrain de la médecine et vous avez empiété sur le domaine des avocats ; mais je connais votre tactique : dans l'impossibilité de réfuter les autorités imposantes qui ont réduit à néant la partie médicale de votre rapport, courageusement vous avez battu en retraite, et avez cherché, pour combattre, une autre position. Je vous déclare d'avance que vous avez mal apprécié l'état des lieux : vous avez pris un tourbillon de poussière pour une armée de renfort, un nuage vous a paru une montagne, et quand la réalité va se montrer, vous serez frappé de l'insuffisance de vos moyens de défense.

Permettez-moi de vous dire, Monsieur, que vous avez basé votre réponse sur des *commérages* et non sur des documents authentiques. Je ne suspecte pas votre bonne foi ; mais vous avez été trop confiant ; vous avez accueilli des erreurs pour des vérités, et vous les avez enregistrées ; vous avez avancé des assertions que vous croyez vraies et qui sont fausses ; vous avez émis des propositions que vous croyez logiques et qui sont absurdes ; vous m'avez accusé d'avoir admis l'invraisemblable, et je vous prouverai que vous admettez l'impossible. Je suis obligé de vous suivre dans la voie où vous vous êtes imprudemment engagé ; franchement j'en ai du regret, et j'ai l'intime conviction qu'après avoir lu ma réponse, vous serez fâché de l'avoir provoquée ; mais vous avez jeté le gant, je le ramasse.

Si dans le cours de cette discussion il m'échappait quelque parole blessante, n'accusez que ma plume, le cœur n'y est pour rien ; si je combats avec énergie, ce sera du moins avec loyauté.

CHAPITRE II.

A mes lecteurs.

Le différend qui fait l'objet de la polémique engagée entre M. Briançon et moi, avait, dès le début, une gravité dont je ne pouvais me dissimuler la portée ; et d'ailleurs le parti que mes adversaires ont voulu en tirer me donne la mesure de son importance. — Après le 3 juillet la question pouvait être posée en ces termes :

Ou j'étais un malhonnête homme,

Ou les connaissances médicales de M. Briançon étaient en défaut.

Pour détruire la première proposition, il me fallait démontrer la seconde.

Une concession de ma part eût été un acte de lâcheté ; il a donc fallu combattre ; et aujourd'hui la bataille est engagée.

Je ne me fais pas illusion sur les difficultés de la lutte ; M. Briançon est le gérant responsable, mais il n'est pas le seul adversaire qui s'élève contre moi ; j'en connais un autre, et certes, j'apprécie la supériorité de leur talent.

Ils ne sont que deux ; un de plus et j'étais perdu.

> Seul contre trois que voudriez-vous qu'il fît ?
> Qu'il mourût !...

Comme ils ne sont que deux, je me résigne à vivre et à me défendre.

Avant d'entrer en matière, je dois à mes lecteurs quelques explications.

Je vous préviens d'avance, que dans cette discussion, où mon insuffisance littéraire laisse tant à désirer sous le rapport de la forme, je tiens à être irréprochable sous le rapport du fond ; tous les documents que j'invoquerai à l'appui de mes assertions seront authentiques et extraits textuellement des pièces officielles ; on pourra attaquer mes raisonnements, mais je défie qu'on attaque mes citations.

On pourrait encore me reprocher de ne prendre, dans l'enquête qui sera souvent citée par moi, que les dépositions qui sont en ma faveur, et de passer les autres sous silence ; je déclare aussi que, sur chacun des faits qui feront l'objet de la discussion, je ferai un résumé succint de tous les témoignages qui en feront mention ; de telle sorte que chacun, après m'avoir lu, puisse juger par lui-même.

Je réclame de vous, chers lecteurs, une attention soutenue ; de mon côté, je ferai tous mes efforts pour être clair, précis et méthodique, et puis je serai aussi bref que possible ; car si vous êtes assez bienveillants pour me lire, je ne dois pas être ennuyeux pour vous fatiguer. Et ensuite ces diables d'imprimeurs coûtent fort cher, et, comme vous savez, je ne suis pas riche.

CHAPITRE III.

État de la question.

J'ai toujours entendu dire que pour bien traiter les questions, il fallait avant tout les bien poser.

Dès le commencement, je me suis proposé de réfuter la déposition de M. Briançon ; aujourd'hui, j'ai encore ce seul et unique but.

Voici donc le texte de ma dissertation :

Déposition de M. Briançon.

« Moi, Pierre-Adolphe Briançon, après examen fait attentive-
» ment dudit Guingal, fils, estime :

» La nature de la chute, le siége de la fracture indiqué par le
» plaignant, l'absence d'engorgement consécutif et d'ecchymose,
» la coaptation parfaite des fragments prétendus de la fracture,
» sans qu'il ait été appliqué d'appareil contentif, me porte à
» croire, surtout après un laps de trente-sept jours seulement,
» que la fracture de l'épine de l'omoplate n'a pas eu lieu. Cepen-
» dant comme le docteur Demeaux est un homme tout-à-fait
» compétent en cette matière ; je désire qu'il me fasse part de
» la position du malade après l'évènement, ce qui fixera tout-
» à-fait mon opinion. »

M. le docteur Briançon ayant assez longuement parlé avec
M. Demeaux de la nature de la fracture, a continué son rapport
comme suit :

« J'estime, après un nouvel examen fait en présence de
» M. Demeaux, que la fracture n'a pas eu lieu, ou que, du
» moins, il y a pour moi un grand doute. »

Interpellé si la fracture pouvait être réduite sans laisser de
traces, sans autre appareil qu'une écharpe placée au niveau du
poignet, a répondu :

« Que la consolidation de la fracture n'aurait pas pu avoir lieu
» sans laisser des traces apparentes. »   2

Je dois rappeler aussi la proposition que dément le rapport de M. Briançon, et que je me propose de rétablir :

« Le 25 mai, je constatai sur le jeune Guingal d'une ma-
» nière non équivoque, l'existence d'une fracture de l'épine
» de l'omoplate, caractérisée par la crépitation et par la mobilité
» du fragment acromial. »

La déposition de M. Briançon se compose de deux parties distinctes : 1° Une qui est du ressort de la science ; 2° Une autre qui est du ressort de la procédure ; ou, pour parler le langage de mon confrère : 1° *De l'inspection attentive des parties ;* 2° *Des circonstances commémoratives de la cause.*

Franchement, je croyais n'avoir à m'occuper que de la partie chirurgicale, c'est ce qui avait fait l'objet de ma première réfutation ; je me croyais vainqueur, lorsque mon adversaire, plus fin que moi, se retranche *dans les circonstances commémoratives de la cause*, et, de là, me porte des coups affreux.

Par ce second travail, je veux faire une réfutation plus complète ; il faut enfin que tout le monde voie clair dans cette affaire ; aussi, je reproduirai, encore une fois, un résumé succint des documents scientifiques qu'on connaît déjà, pour réfuter la première partie, et puis j'aborderai de front les *circonstances commémoratives*, pour réfuter la seconde.

CHAPITRE IV.

Arguments scientifiques.

M. Briançon, pour nier l'existence de la fracture de l'épine de l'omoplate du jeune Guingal, a invoqué comme arguments scientifiques,

1° L'absence d'ecchymose et d'engorgement consécutif ;

2° La coaptation parfaite des fragments après un délai de trente-huit jours ;

3° L'insuffisance d'une écharpe pour obtenir la guérison sans difformité de cette fracture.

Je vais remettre sous les yeux du lecteur la partie du tableau *synoptique* contenu dans ma réfutation, relatif à ces trois questions ; on verra les assertions de mon confrère, et, en regard, celles des autorités imposantes qui j'ai invoquées.

PARALLÈLE des propositions scientifiques qui ressortent des documents déjà connus *et des arguments émis par M. Brian-çon.*

1°

L'ecchymose est un symptôme sans valeur dans les fractures en général, même au début, principalement dans les fractures de l'épine de l'omoplate ; à plus forte raison, au bout de trente-huit jours, l'absence ds ce symptôme n'autorise pas à conclure qu'une fracture de l'épine de l'omoplate n'a pas existé ; il ne saurait y avoir ni difformité ni engorgement à la suite d'une fracture qui n'a donné lieu à aucun déplacement.

Velpeau, la Société de Chirurgie.

1°

L'absence d'ecchymose, d'engorgement consécutif, me portent à croire que la fracture n'a pas eu lieu.

Briançon.

2°

Après un délai de trente-huit jours, une fracture de l'épine de l'omoplate est guérie, consolidée, et lorsque cette espèce de fracture est guérie, consolidée, il est impossible, au bout de plus d'un mois, d'en reconnaître les traces, et le plus souvent même de dire de quel côté elle a existé.

Velpeau, Viguerie, Orfila, Rapport de la Société de Chirurgie.

3°

Une écharpe est suffisante pour guérir sans difformité une fracture de l'épine de l'omoplate, qui n'est compliquée d'aucun déplacement ; c'est même le seul bandage qui soit mis en usage par la plupart des chirurgiens de nos jours. On peut même ne rien faire du tout.

Dans cette espèce de fracture, il n'y a pas de déplacement à prévenir ou à combattre, il suffit de tenir le bras dans le repos.

Velpeau, Viguerie, Orfila, Rapport de la Société de Chirurgie.

2°

La coaptation parfaite des fragments prétendus de la fracture après un délai de trente-huit jours seulement.

Briançon.

Et que, s'il y avait eu fracture, on en trouverait nécessairement quelques traces après trente-huit jours de l'évènement.

Briançon.

3°

La coaptation parfaite des fragments prétendus de la fracture, sans qu'il ait été appliqué d'appareil contentif.

Interpellé sur la question de savoir si la fracture de l'épine de l'omoplate pouvait être réduite sans laisser des traces apparentes, sans autre appareil qu'une écharpe placée au niveau du poignet, a répondu :

QUE LA CONSOLIDATION N'AURAIT PAS PU AVOIR LIEU SANS LAISSER DES TRACES APPARENTES.

Briançon.

J'ai appris que M. Briançon n'avait pas une grande vénération pour la Société de Chirurgie. Il faut que le lecteur soit pourtant fixé sur la confiance que peuvent inspirer les décisions de ce corps savant. Les détails suivants rempliront ce but.

La Société de Chirurgie est composée de tous les chirurgiens qui avaient été nommés par le concours dans les hôpitaux de Paris depuis 1830 (Ce groupe est déjà imposant par le nombre et par la valeur scientifique). Sous le titre de membres honoraires, de tous les chirurgiens d'hôpitaux de création antérieure : Les MARJOLIN, les ROUX, les VELPEAU ; les CLOQUET, les GERDY. Sous le titre de membres correspondants, de tous les chirurgiens célèbres de la France et de l'Europe.

Telle est la Société de Chirurgie de Paris.

CHAPITRE V.

Circonstances commémoratives de la cause.

M. Briançon fait un exposé à sa façon de l'affaire Guingal et Cantagrel. Il raconte que « *Guingal est tombé sur les fesses ;* il
» se relève aussitôt, ne se plaint d'aucune douleur, ses mouve-
» ments sont libres, rien ne justifie qu'il soit blessé.

» Le lendemain, notre jeune homme reprend son travail ac-
» coutumé, il lie des cercles de barriques, rebat celle-ci — (Ca-
» therine Bouysset), — emporte sur *ses épaules* une comporte ;
» revient et tourne une meule à aiguiser. — M. le docteur Cas-
» telly avait donc raison de dire que ce jour-là Guingal avait
» travaillé comme à l'ordinaire. »

Voilà ce que M. Briançon appelle *les circonstances commé- moratives de la cause*, et que nous allons examiner maintenant.

Avant d'aller plus avant, je dois relever une erreur grave consignée à la page 5 de la réponse de M. Briançon, et rétablir un fait que j'aurai occasion d'invoquer dans le cours de cette discussion. M. Briançon s'exprime ainsi : « Une enquête est ou- » verte, de nombreux témoins sont entendus ; un d'eux dé- » pose (Catherine Bouysset) que Guingal a travaillé toute la » matinée du 24, et travaillé comme à l'ordinaire. Le juge » hésite ; et avant de prononcer son jugement, il désire une » contre-visite, et, par décision prise sur l'audience, il me dé- » signe pour remplir cette mission. »

Vous commettez une grave erreur, Monsieur, dans ce para- graphe. Le 23 juin, quand vous avez été désigné conjointe- ment avec moi, non pas pour une contre-visite, mais comme expert, il n'y avait pas d'enquête ouverte, pas de témoins en- tendus, pas de déposition de Catherine Bouysset. Le juge n'é- tait pas au moment de prononcer son jugement, car il n'avait pas commencé l'instruction, et il ne connaissait de l'affaire que l'exposé des deux pères Guingal et Cantagrel. — Notez bien ces circonstances, lecteurs, c'est très important. L'enquête n'a com- mencé que le 30 juin.

De ces *circonstances commémoratives*, il en est d'insigni- fiantes, mais il s'en trouve deux qui sont *accablantes pour moi*, disent mes adversaires. Ce sont leurs colonnes d'Hercule, ce sont les fourches caudines sous lesquelles on doit me faire pas- ser.

Ces deux fameuses *circonstances commémoratives de la cause* sont : 1° Que Guingal est tombé sur les fesses (M. Briançon l'af- firme) ; 2° que Guingal a travaillé comme à l'ordinaire le lendemain de la rixe (Catherine Bouysset le croit, mais ne l'affirme pas).

C'est sur ces deux faits que repose aujourd'hui toute l'argumentation de mon contradicteur.

Nous allons les analyser successivement; je réclame de vous, chers lecteurs, de l'indulgence pour la forme de cette discussion, de l'impartialité pour le fond, et une attention soutenue. Je vais mettre sous vos yeux toutes les pièces du procès, et vous jugerez vous-mêmes.

CHAPITRE VI.

Guingal est-il tombé sur les fesses?

Avant que vous puissiez donner votre avis, lecteurs, il faut bien que je vous soumette les éléments de la question.

Je vais vous exposer ici et dans l'ordre où je l'ai trouvé consigné sur l'enquête, le contenu résumé et succinct de toutes les dépositions qui mentionnent la chute de Guingal. Je dis TOUTES; — qu'on ne m'accuse pas d'en avoir passé sous silence.

1° Jean Jeauffreau dépose que Guingal fut renversé ;
2° Catherine Plagés dépose qu'il était tombé;
3° Marie Jeauffreau dépose que Guingal fut renversé;
4° Anne Durou que Guingal tomba;
5° Jean Hugon, fils, que Guingal était tombé ;
6° Delbreil (Pierre), un coup qui le renversa (Guingal);
7° Guillaume Paillas, qu'il était tombé ;

8° Rapport de M. Briançon et ses conclusions (voir page 9);

9° Marguerite Hugon, fille de quinze ans, dépose que Guingal a été renversé sur son cul (témoin à décharge);

10° Pierre Cantagrel, parent au degré prohibé, dépose à titre de renseignement et dit que Guingal tomba sur son cul.

Le 3 juillet, dans son jugement, M. Monmayou dit que Cantagrel, fils, a donné à Guingal, fils, un soufflet à la suite duquel celui-ci a été *renversé*.

En cherchant dans les dictionnaires français la signification précise du mot RENVERSÉ, je trouve :

Au mot *renversé*, — qui est à la renverse.

Au mot *à la renverse*, — sur le dos, le visage en haut.

Au mot *renverser*, — mettre à la renverse, jeter, coucher sur le dos.

(Napoléon Landais).

Renversé, — étendu par terre, couché par terre, *humi jacens*.

(Dictionnaire de l'Académie).

Après avoir pris connaissance de tous ces documents, après les avoir sérieusement réfléchis, quel est celui de vous, lecteurs, qui, étant calme, exempt de passion, impartial, comme doit l'être un juge, oserait écrire cette phrase : « *Vous établissez* » *que Guingal est tombé sur l'épaule droite, eh bien! les té-* » *moins sont là pour vous dire qu'il est tombé sur les fesses.* »

Que mes adversaires ne viennent pas maintenant m'opposer des documents pris en dehors de l'enquête; car, de mon côté, j'en possède aussi et dont je ne fais pas usage en ce moment; mais je m'en servirais au besoin.

J'avais bien raison de dire que M. Briançon avait été trop confiant, car s'il avait lu l'enquête écrite sur du papier timbré, il n'aurait pas énoncé cette proposition avec autant d'aplomb et d'assurance. Comment pouvais-je d'ailleurs reconnaître M. Briançon dans cette manière de raisonner, moi qui, si souvent, avais eu occasion d'apprécier la rectitude de son jugement, la sévérité de sa logique.

Je reprends ma proposition et je dis : Guingal a été renversé, l'épaule droite a porté sur le sol, puis qu'il a été *étendu par terre, couché par terre, sur le dos, le visage en haut.*

Si M. Briançon avait émis cette proposition, et que j'eusse été appelé à la contrôler, j'aurais dit : « Ce qui prouve que l'épaule » a touché le sol, c'est que l'épine de l'omoplate a été fracturée.» Voilà comment j'apprécie les opinions de mes confrères.

Deux témoins vous disent que Guingal a été *renversé sur son cul,* qu'il est *tombé sur son cul.* Je crois à la sincérité de ces deux dépositions, et je les explique :

Une *chute* se compose de deux temps, comme on dit en *musique,* dans le premier on *tombe,* dans le second on se *relève.*

Plusieurs témoins vous déclarent que Guingal s'est relevé immédiatement.

D'autres témoins déclarent qu'il a été aussitôt relevé que tombé! Eh bien! les deux témoins qui déposent que Guingal est tombé sur son cul, ont seulement vu Guingal au moment où il se relevait, tandis que les sept premiers l'ont vu tomber.

La proposition de M. Briançon émise sur la question ci-dessus (aujourd'hui 1er janvier), a quelque chose d'étrange assurément; mais elle offre quelque chose de bien plus curieux, si on prend en considération l'heure, le moment où cette fameuse *circonstance commémorative* est venue lui inspirer les conclusions de son rapport.

Suivez mon raisonnement je vous en supplie.

M. Briançon dit dans sa lettre, pages 12 et 13, que son jugement est basé sur les circonstances commémoratives de la cause, etc.

La *circonstance commémorative, chute sur les fesses*, ne peut être déduite (et encore je fais une grande concession), que des dépositions *isolées* de Marguerite Hugon et de Pierre Cantagrel!

Comment! M. Briançon, vous prétendez vous être inspiré de cette *circonstance commémorative pour baser votre jugement* et vous ne la connaissez-pas? Vous avez fait votre rapport et posé vos conclusions vers deux heures; Marguerite Hugon et Pierre Cantagrel n'ont déposé que deux heures plus tard; il n'y avait pas eu d'instruction d'enquête préalable; dans le cabinet du juge de paix on n'a pu vous communiquer, notez-bien, que les dépositions déjà faites, et non les dépositions à faire. Vous auriez dû réfléchir avant d'écrire, vous êtes dans l'invraisemblable, vous êtes dans l'impossible!

Pourtant ne préjugeons rien, *cette circonstance commémorative* a servi de base à votre jugement; mais il faut alors admettre chez vous la pré-science, l'intuition de l'avenir, la puissance magnétique. Si vous me le dites je le croirai; mais désormais qu'on ne vienne plus dire à mon nez qu'on ne croit plus au magnétisme, à ses prodiges, à ses merveilles; car, pour les confondre, je citerais votre exemple.

CHAPITRE VII.

Guingal a-t-il travaillé comme à l'ordinaire le lendemain de la rixe?

Comme dans le chapitre précédent, lecteurs, pour vous édifier sur cette *circonstance commémorative*, je vais vous soumettre les éléments de la question pour que vous puissiez juger vous-mêmes.

Je vais citer, et aussi par ordre, toutes les dépositions qui sont relatives au travail de Guingal :

1° Louis Bouysset..... maître tonnelier, dépose :

« Que Guingal, fils, travaille chez lui en qualité d'apprenti ; —
» que le lendemain de la rixe, Guingal fut à l'ouvrage ; et qu'il
» lui donna des liens à écorcher ; qu'il s'occupa de cette besogne
» jusqu'à l'heure où il fut déjeûner ; que, dans l'intervalle, le
» déposant apprit ce qui s'était passé la veille, et que, lorsque
» Guingal rentra chez lui, il lui en parla ; que Guingal lui dit :
» Qu'effectivement Cantagrel lui avait donné un coup de poing
» qui l'avait *renversé à terre*, et que, depuis ce moment, il avait
» une douleur à l'épaule droite ; qu'il lui avait dit alors de lier
» un cerceau ; mais que Guingal, après avoir commencé la beso-
» gne, *n'avait pu la terminer ;* qu'alors, il lui avait dit de
» tourner la meule pour repasser quelques outils ; *mais qu'après*
» *une vingtaine de tours de la main gauche, il avait déclaré ne*
» *pouvoir continuer ;* qu'alors il s'était retiré ; que le matin,
» lorsqu'il fut déjeûner, il l'avait prié de lui prêter et de lui
» *aider* à charger une comporte qu'il *ne pouvait charger lui-*
» *même* à cause de la *douleur qu'il éprouvait à l'épaule ;* qu'alors
» il la lui plaça *sur l'épaule gauche* et qu'il l'emporta *la tenant*
» *de la main gauche.* »

2° Guillaume Girou, fils,.... etc... dépose :

« Que le lendemain de la rixe, il passa chez Bouysset, et
» qu'il trouva son apprenti occupé à aiguiser ; mais que s'aper-
» cevant que *la meule marchait lentement*, il demanda à Guin-
» gal, *s'il était malade ou paresseux ;* qu'alors Guingal lui dit :
» *J'ai été renversé par un coup que m'a donné Cantagrel, et*
» *depuis l'épaule me fait mal.* »

3° Rapport de M. Briançon et ses conclusions (voir page 9).

4° Antoine Bouysset, père, dépose : « Qu'il a vu Guingal racler
» des vimes. »

5° Enfin, la déposition de Catherine Bouysset, cette fameuse
déposition qui est écrasante pour moi, qui doit me confondre;
cette déposition que M. Briançon cite si souvent, et qui lui inspire une confiance aveugle.

Quelque fâcheuse que soit pour ma cause la déposition de
Catherine Bouysset, je veux être fidèle à mon programme, je
vais la citer et je vous la recommande.

Pour ne pas être accusé de ne l'avoir pas appréciée à sa valeur, je vais vous la présenter imprimée en gros caractères, et
encadrée; c'est une pièce curieuse, lisez :

Déposition de Catherine Bouysset.

Catherine Bouysset.... âgée de 60 ans, dépose : « Qu'étant dans sa chambre (à un étage
» supérieur), elle entendit Guingal, fils, ap-
» prenti de son neveu, *frapper dans la bouti-*
» *que* le lendemain de la dispute; *qu'elle com-*
» *prit qu'il mettait des liens aux cerceaux; et*
» que, *sans le voir,* elle *croit* qu'il fit son tra-
» vail comme à l'ordinaire, et plus n'a dit, etc. »

Que dira M. Briançon? Que diront ses amis, après avoir lu
et commenté ces diverses dépositions? Encore une fois, comment
pouvais-je reconnaître M. Briançon, s'écriant d'un air satisfait :
« M. le Dr Castelly avait donc raison de dire que Guingal avait

» travaillé ce jour là comme à l'ordinaire. » Et s'appuyant uniquement sur la déposition de Catherine Bouysset (*qui est sourde, je le sais, j'ai l'avantage d'avoir été jusqu'ici son médecin*).

Franchement on ne s'explique pas la confiance qu'inspire à mon confrère cette brave Catherine, qui ne s'était jamais doutée de son importance.

Vous voyez, Monsieur Briançon, combien j'avais raison de dire que vous aviez été trop confiant; c'est assurément pour la première fois que vous lisez le texte vrai de la déposition de Catherine Bouysset. Quand on connaît votre bon sens, on ne peut pas s'expliquer autrement l'aplomb et l'assurance avec lesquels vous dites : « *Notre jeune homme reprend son travail accou-* » *tumé, il lie des cercles de barrique, rebat celle-ci, emporte* » *sur ses épaules une comporte, revient et tourne une meule à* » *aiguiser.* »

Vous parlez certainement avec l'accent de la conviction, et pourtant vous êtes convaincu d'erreur.

Je reprends ma proposition, et je dis :

« Guingal a *raclé des vimes*, mais il n'a *pu lier un cerceau;* il n'a pu tourner la meule *qu'une vingtaine de tours de la main gauche* (Giroux, fils, la tourna à sa place); il n'a pu se servir du bras droit *pour charger la comporte qu'on lui a placée sur l'épaule gauche, et qu'il a emportée la tenant de la main gau- che.* » Voilà la vérité, et tout cela s'est passé entre cinq et huit heures du matin.

M. Briançon invoque aussi cette *circonstance commémorative* comme ayant servi de base à son jugement; encore du prodige! du merveilleux! M. Briançon a fait son rapport à deux heures et la brave Catherine a déposé trois ou quatre heures plus tard; et rappelez-vous bien qu'il n'y avait pas d'enquête ouverte, pas de témoins entendus avant le 30 juin ; M. Briançon ne connaissait pas la déposition de Catherine quand il a formulé ses conclusions, il n'a pu connaître que celles de Louis Bouysset et de Girou. Ce n'est que par la pré-science, par l'intuition de l'avenir, par une puissance surnaturelle, que cette déposition pouvait être connue. Encore un effet du magnétisme !

Enfin, Monsieur Briançon, vos fameuses *circonstances commémoratives*, sont ce que nous appelions en réthorique, des arguments à *Posteriori* dont la naissance ne remonte qu'à la date du 13 juillet, époque où parut la leçon clinique de M. le professeur Velpeau ; et ce nouvel être, né après le terme, quoique avec de belles apparences de prospérité, est mort en changeant de nourrice.

Encore une erreur, Monsieur et honoré Confrère, que vous avez adoptée comme une vérité ! et qui me prouve que vous n'avez jamais connu le texte de la déposition de Catherine Bouysset. Pourquoi écouter des commérages ? Pourquoi ne pas plutôt consulter l'enquête officielle ?

Et cette erreur est grave, car si vous disiez vrai, je me déclarerais vaincu.

Vous dites à la page 4 que Guingal rebat des barriques ; à la page 8 qu'il a pu rebattre des barriques : les mots *rebat, rebattre*, sont en lettres italiques, comme s'ils étaient authentiques. Eh bien ! après avoir lu votre réponse, j'ai lu l'enquête, je l'ai relue, j'ai même pris des lunettes à cet effet, et je vous affirme que les mots *rebat, rebattre* ne s'y trouvent pas.

De grâce, Monsieur, raisonnez comme vous voudrez, interprêtez comme vous voudrez, mais n'inventez pas ! Ce n'est pas de bon aloi que de prêter à ses adversaires des arguments absurdes pour se donner le plaisir de les combattre avec avantage.

CHAPITRE VIII.

Guingal a-t-il éprouvé de la douleur ?

A la fin de la page 7 et au commencement de la page 8, vous dites, Monsieur Briançon :

« Après la chute, Guingal n'a éprouvé aucune douleur, et ses
» mouvements sont libres ; or, la douleur est un signe constant
» dans les fractures. »

A la page 12, je vois dans la lettre de M. Viguerie, qu'en écrivant à cet illustre professeur pour lui demander son avis, vous annoncez :

» *Que Guingal avait travaillé comme à l'ordinaire* sans au-
» *cune douleur durant près d'un jour.* »

Encore du *commérage*, Monsieur, et pas autre chose ; lisez l'enquête, et vous y trouverez que le 24, au moment d'aller déjeûner (c'est-à-dire vers 6 heures du matin), *la douleur de l'épaule empêche Guingal de charger une comporte et de l'emporter sur l'épaule droite ; qu'il l'emporta sur l'épaule gauche, la tenant de la main gauche ;* une heure plus tard la douleur de l'épaule *l'empêche de lier un cerceau.* (Louis Bouysset).

Un peu plus tard, *la douleur de l'épaule* l'empêche *de tourner la meule à aiguiser,* et dès ce moment il suspend tout espèce de travail.

Le lendemain *il vient me trouver,* je constate de la *douleur* et lui arrache des cris en voulant produire la mobilité et la crépitation.

Vous n'avez rien à opposer à ces témoignages.

Et alors comment expliquer le contenu de la lettre à M. Viguerie (Je vous en laisse la responsabilité, puisque vous la revendiquez), vos amis diront avec moi : Vous avez été trop confiant.

CHAPITRE IX.

Y a t-il eu de l'ecchymose, de la tuméfaction ?

Vous prétendez, Monsieur, « Qu'il n'y a ni ecchymose, ni tu- » méfaction (ainsi l'ont déclaré les Guingal). »

Lisez ma déposition et vous verrez que j'ai constaté de la *rougeur, du gonflement* dans le *point* précis où *siégeait la douleur.*

Pour ce qui est des arguments scientifiques, je les ai déjà réfutés, je n'y reviendrai pas. — D'ailleurs l'horloge sonne trois heures, mon feu s'éteint, ma lampe manque d'huile, je meurs de sommeil, je renvoie à demain la fin de mon travail.

CHAPITRE X.

Lettre de M. Viguerie.

Si je ne disais pas un mot de la lettre de M. Viguerie, on pourrait supposer que j'en redoute la portée ; et puis je dois en parler, quand ce ne serait que pour remercier M. Briançon de l'avoir citée ; car elle est pour moi et non pour lui. Toutes mes assertions sont confirmées par l'autorité de ce grand nom !

M. Viguerie dit :

« Je crois à la possibilité d'une fracture de l'épine de l'omoplate
» sans déplacement des fragments, *et à la guérison sans diffor-*
» *mité par le seul fait du repos.* »

Voilà la réponse à mes questions et la condamnation de la
partie scientifique du rapport de M. Briançon ! D'un autre côté
M. Viguerie nous donne la clé de ce que quelques personnes ont
regardé comme une contradiction de sa part.

C'est à l'aide des détails inexacts, des renseignements faux qui
lui ont été fournis, qu'on a provoqué cette réponse :

« Vous me demandez mon opinion sur le cas du jeune Guin-
» gal : eh bien ! les détails que vous me donnez...........
» ....
» me font douter de l'existence de la fracture, et je crois fer-
» mement qu'il n'y en a pas eu. »

En effet, vous dites, M. Briançon : « qu'il n'y a eu ni chute,
» ni coup, sur la partie fracturée. »

Lisez l'enquête et vous trouverez que sept témoins déposent
que : « Guingal est *tombé* ou a été *renversé.* »

Vous lui avez dit : « Qu'il n'y avait ni contusion, ni ecchymose.»
— Lisez ma déposition, vous verrez qu'il *y avait* de la *rougeur*
et du *gonflement.*

Vous lui avez dit : « Que Guingal avait la liberté du membre.»
— Lisez les dépositions de Bouysset, de Girou, fils, et vous
verrez que c'est une erreur.

Vous lui avez dit :

« Que Guingal avait la facilité des mouvements qui a permis
» au jeune Guingal de travailler comme à l'ordinaire, sans au-
» cune douleur, *durant près d'un jour.* »

Lisez les dépositions de Bouysset et de Girou, et vous verrez que dès le matin — il a accusé de la douleur ; — qu'il n'a pu lier un cerceau , — qu'il n'a pu continuer de tourner la meule, — et que, vers huit heures du matin , il a fallu suspendre tout travail.

Pourquoi ne pas reproduire aussi la lettre de M. le docteur Velpeau , dont on avait fait tant de bruit ?

Il y a de la maladresse de votre part d'avoir reproduit même celle-ci.

Pourquoi me fournir encore un nouveau document pour vous combattre ? C'est de votre part un acte de générosité, et la preuve que je le considère comme tel , c'est que je vais la mettre à mon tour sous les yeux du public.

Lettre de M. Viguerie à M. Briançon.

« Bagnères-de-Luchon , 13 août 1852.

» Monsieur et honoré confrère ,

» J'ai bien présente à la mémoire la lettre du docteur De-
» meaux. Elle se bornait à m'adresser la question suivante :

» La fracture de l'épine de l'omoplate , à la suite d'un coup
» ou d'une chute , peut-elle exister sans déplacement , lors mê-
» me qu'on l'a reconnue par la crépitation ? La consolidation de
» cette fracture peut-elle avoir lieu sans difformité ? Je répondis
» affirmativement.

» Je reçois votre lettre , mon cher confrère , et je vois avec
» chagrin que la question adressée par le docteur Demeaux pré-

» sentait un cas dépourvu de circonstances qui auraient éclairé
» le fait et changé nécessairement le sens de ma réponse. J'ai
» cru n'avoir à traiter que la question de possibilité de la frac-
» ture de l'épine de l'omoplate, bien constatée par la crépita-
» tion, guérie par le seul repos du membre et sans difformité.
» J'AI CRU A CETTE POSSIBILITÉ ET J'Y CROIS ENCORE.

» Vous me demandez mon opinion sur le cas du jeune Guin-
» gal, eh bien! les détails que vous me donnez sur la cause
» prétendue de la fracture, *qui n'est ni une chute* (erreur dé-
» montrée), *ni un coup sur la partie fracturée* (erreur démon-
» trée), *la liberté du membre* (erreur démontrée), l'absence de
» contusion et d'ecchymose (erreur démontrée), la facilité des
» mouvements qui a permis au jeune Guingal de travailler
» comme à l'ordinaire sans aucune douleur durant près d'un
» jour (erreur démontrée), me font douter de l'existence de la
» fracture, et je crois fermement qu'il n'y en a pas eu.

» En me résumant, JE CROIS A LA POSSIBILITÉ d'une fracture de
» l'épine de l'omoplate sans déplacement des fragments et à la
» GUÉRISON sans difformité par le seul fait du REPOS; mais, dans
» le cas actuel, AVEC TOUTES LES CIRCONSTANCES QUE VOUS ME DÉ-
» TAILLEZ, je crois que la fracture n'a pas existé.

» Veuillez, mon cher et honoré confrère, agréer mes saluta-
» tions dévouées et affectueuses.

CH. VIGUERIE (oncle).

CHAPITRE XI.

Confraternité

Quoique M. Briançon prétende que devant la justice tout sentiment de confraternité doive disparaître, et qu'il ne doit plus y avoir que des hommes *libres et dignes*, il cherche cependant à s'attribuer, à mon égard, un procédé de bonne confraternité qui, pourtant, laisse quelque chose à désirer. Ainsi à la page 6 il dit :

« Il me restait à formuler mes conclusions, et c'était pour moi
» ce qu'il y avait de plus pénible, car je les voyais en opposition
» avec celles d'un confrère avec lequel j'étais en bon rapport, et
» chez lequel je venais de recevoir des politesses. Je voulus ME
» SOUSTRAIRE à cette tâche, et, de concert avec le juge, l'hono-
» rable M. Monmayou, je cherchai longtemps à concilier les
» parties. Nos efforts furent vains, et j'EUS à formuler mes con-
» clusions que je dictai à la hâte à peu près en ces termes, etc.

Votre mémoire vous sert mal, Monsieur Briançon : ce n'est pas avant de formuler vos conclusions, mais après, que vous avez tenté la conciliation. Dans mon cabinet, il est vrai, vous avez essayé de concilier Guingal et Cantagrel; mais déjà au prétoire de la justice de paix vous aviez formulé votre rapport et posé vos conclusions, et alors toute conciliation était impossible.

S'il vous eût été aussi pénible que vous le dites de vous trouver en opposition avec moi, vous auriez voulu et vous auriez dû entendre ma déposition, dont vous connaissiez le fond et non les détails.

Vous m'avez reproché d'avoir voulu vous rabaisser en déversant sur vous le ridicule d'une proposition........ et c'est vous, Monsieur, qui méritez le reproche. Ne vous ai-je pas opposé des contradicteurs dignes de vous? Avez-vous à rougir d'avoir tort contre M. Velpeau, contre M. Viguerie, contre la Société de Chirurgie?

Vous, au contraire, vous me rabaissez au point de combattre mes opinions médicales, de nier un diagnostic précis, basé sur un ensemble de signes physiques et de signes rationnels, et cela à l'aide d'une déposition absurde et ridicule d'une vieille fille sans intelligence!!!

Vous m'accusez d'avoir voulu vous rabaisser, et dans votre rapport vous me traitez comme on traite un accusé; il semblerait, non pas que mon rapport est pour l'enquête, mais que l'enquête se fait contre mon rapport.

Dans vos appréciations vous acceptez toutes les assertions excepté les miennes.

Vous supposez de l'impartialité chez tout le monde, et de la partialité chez moi.

Vous admettez que tous les témoins sont capables, que moi seul je suis incapable.

Pierre Cantagrel, parent et camarade de celui qui est en cause, dépose *à titre de renseignement*. Il a vu Guingal tomber sur son cul, — et il dit vrai.

Moi, votre confrère, j'ai vu de la rougeur et du gonflement sur l'épaule de Guingal, — et je ne dis pas vrai.

Catherine Bouysset, de sa chambre et d'un étage supérieur, a *cru entendre et comprendre* que Guingal *mettait des liens aux* cerceaux et faisait son travail accoutumé, — et pour vous elle ne s'est pas trompée.

Moi, votre confrère, je constate une fracture par *la crépitation et la mobilité*, et je la constate à plusieurs reprises, — et vous admettez que je me suis trompé. — Et c'est là ce que vous appelez « Se dépouiller de tout sentiment de confraternité devant » la justice, et rester *digne et libre !*

Si j'avais commis à votre égard une pareille inconvenance, je m'empresserais d'en demander pardon à Dieu et au corps médical !

Il n'y a pas entre vous et moi réciprocité de confiance ; si vous, Briançon, confrère honorable, me déclariez avoir constaté un fait chirurgical, quand *treize Catherines* viendraient déclarer le contraire, je vous croirais, — seul contre treize, — car je suis d'avis que les opinions se pèsent et ne se comptent pas.

CHAPITRE XII.

Résumé et conclusions.

J'étais en frais d'éloquence pour ma péroraison lorsque, pour étrenne du jour de l'an, il m'arrive une lettre que je vais reproduire ; car, mieux que je ne l'aurais fait moi-même, elle résume le débat d'une manière claire, précise, et, de plus, elle trace la conduite que M. Briançon aurait dû suivre dans cette affaire pour le cas présent.

Elle contient par conséquent une leçon de prudence et de réserve pour l'avenir, pour lui comme pour moi.

J'avais pris la liberté d'adresser un exemplaire de ma réfutation à M. le professeur Gensoul, de Lyon, et hier, M. Gensoul
me fait l'honneur de m'adresser la lettre suivante :

« Monsieur et très honoré Confrère,

« J'ai lu avec beaucoup d'attention la Réfutation que vous avez
» fait imprimer de la déposition de M. le Dr Briançon : 1° Vous
» avez prouvé qu'il était impossible, après trente-sept jours,
» de constater la non-existence d'une fracture, dont la consolida-
» tion déjà avancée s'oppose à toute mobilité, à toute crépita-
» tion des fragments ;

» 2° Vous avez prouvé par des exemples que l'existence d'une
» fracture de l'omoplate ne s'opposait pas à l'exécution des mou-
» vements du bras.

» L'expérience démontre que l'immobilité absolue du bras et
» de l'épaule *suffisent* pour la consolidation des fragments os-
» seux. En conséquence, je ne puis *comprendre* l'affirmation de
» M. Briançon. *Il devait* et *ne pouvait* dire qu'une seule chose :
» *A l'époque où j'ai été consulté*, soit au trente-septième jour, il
» m'a été impossible de constater l'existence d'une fracture.

» Recevez, Monsieur, l'assurance de ma considération.

» Signé : GENSOUL.

« Lyon, le 28 décembre 1852. »

Permettez-moi en terminant, Monsieur et honoré confrère, de
vous exprimer le regret que j'ai éprouvé et que j'éprouve en-

core, d'avoir·eu à lutter ainsi publiquement avec un homme dont j'avais pu apprécier l'honorabilité, le savoir, les sentiments distingués. Encore maintenant, Monsieur, après cette polémique, dans laquelle il y a eu entre vous et moi échange de quelques méchancetés, je n'en conserve pas moins pour votre personne et pour votre caractère, l'estime et la considération que votre opposition, toute passionnée qu'elle a été, n'a pu vous faire perdre dans mon esprit.

DEMEAUX, d^r m. P.

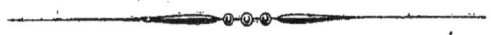

Cahors, imprimerie de J.-A. BRASSAC.

2

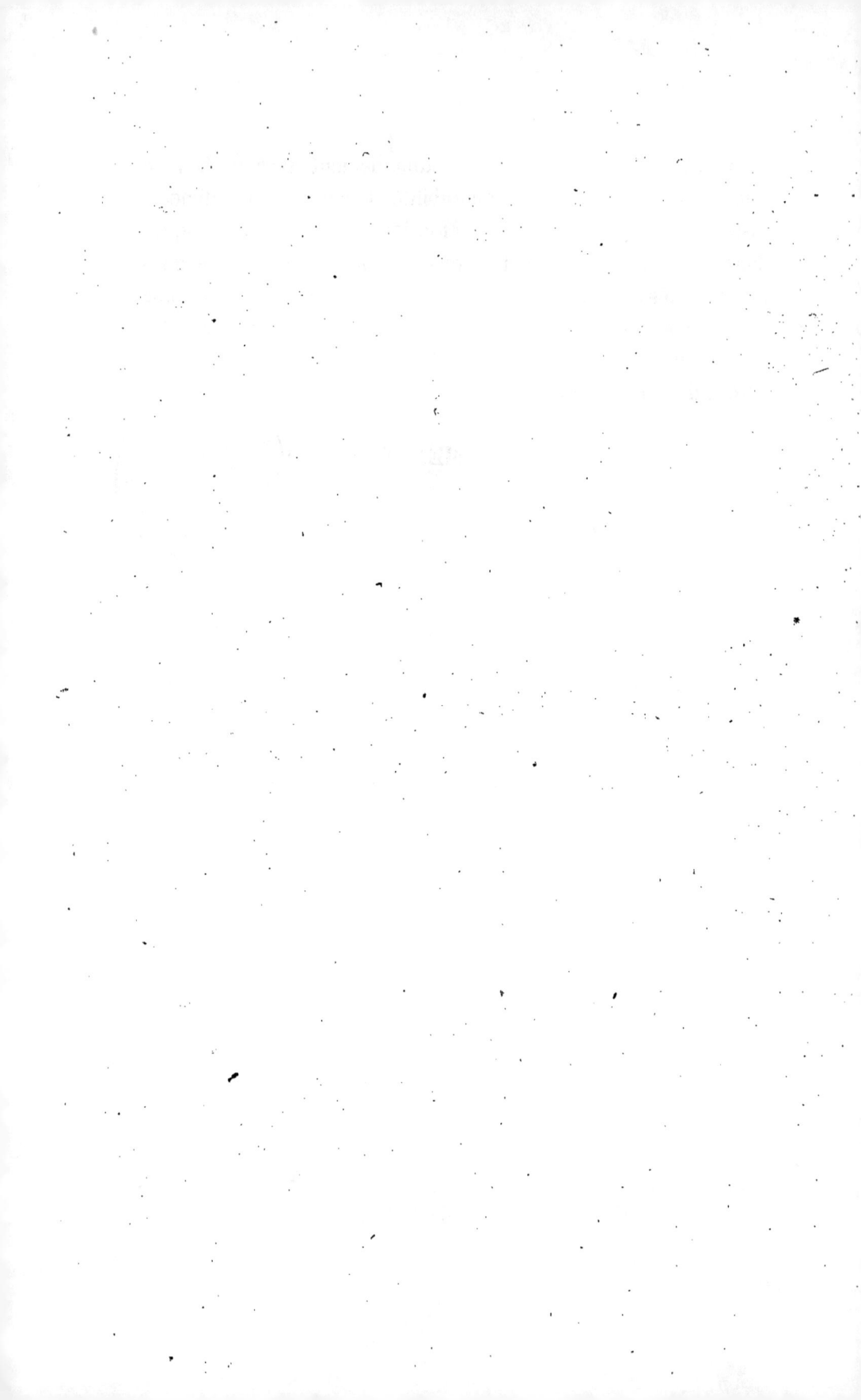

www.ingramcontent.com/pod-product-compliance
Lightning Source LLC
Chambersburg PA
CBHW070746210326
41520CB00016B/4603